SUR UN CAS

DE

SCLÉRODERMIE

APPLICATION DES COURANTS ÉLECTRIQUES CONTINUS

SUIVIE DE SUCCÈS

PAR LE

Dr ARMAINGAUD

Professeur agrégé à la Faculté de Médecine de Bordeaux,
Chirurgien du Collége de Talence (Lycée de Bordeaux), Professeur du Cours
municipal d'Hygiène, Membre du Conseil central d'Hygiène de la Gironde,
Membre correspondant de la Société de Médecine de Paris.

PARIS

V.-A. DELAHAYE ET Cie, LIBRAIRES-ÉDITEURS

PLACE DE L'ÉCOLE-DE-MÉDECINE

1878

SUR UN CAS

DE

SCLÉRODERMIE

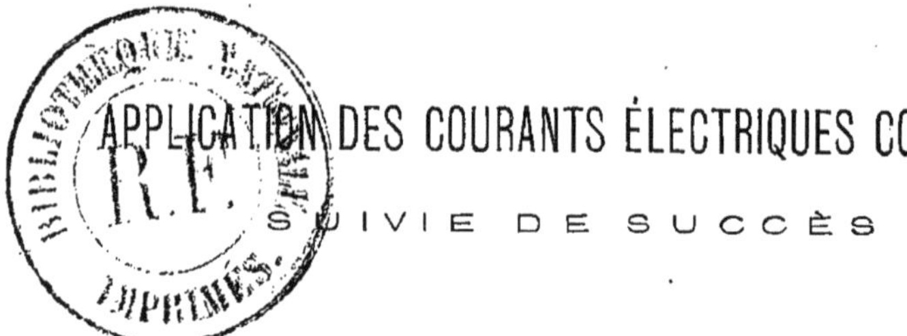

APPLICATION DES COURANTS ÉLECTRIQUES CONTINUS

SUIVIE DE SUCCÈS

PAR LE

Dr ARMAINGAUD

Professeur agrégé à la Faculté de Médecine de Bordeaux,
Chirurgien du Collége de Talence (Lycée de Bordeaux), Professeur du Cours
municipal d'Hygiène, Membre du Conseil central d'Hygiène de la Gironde,
Membre correspondant de la Société de Médecine de Paris.

PARIS

V.-A. DELAHAYE ET Cie, LIBRAIRES-ÉDITEURS

PLACE DE L'ÉCOLE-DE-MÉDECINE

1878

SUR UN CAS

DE

SCLÉRODERMIE

APPLICATION DES COURANTS ÉLECTRIQUES CONTINUS
SUIVIE DE SUCCÈS [1]

Dans la séance du 11 janvier dernier, je vous ai entretenu très sommairement d'un cas de *sclérodermie* que j'avais eu l'occasion d'observer avec notre collègue M. Vénot, et je vous faisais part de l'intention où j'étais, d'accord avec notre confrère, d'essayer l'action des courants électriques continus chez notre malade, en vous promettant de vous rendre compte des résultats obtenus par ce traitement, et de vous présenter l'observation complète.

C'est ce que je viens faire aujourd'hui, avec d'autant plus de plaisir, que le résultat de ce traitement a été favorable.

Ce qui fait l'intérêt principal de cette observation, c'est, en effet, l'amélioration énorme de la maladie, et la presque certitude d'une guérison définitive pour un avenir rapproché, obtenues par l'électrisation, chez une malade atteinte depuis déjà *sept ans,* alors que, jusqu'à ce jour, la maladie avait suivi une marche constamment progressive et envahissante, malgré les traitements auxquels elle s'est soumise avec continuité depuis plusieurs années, et notamment malgré l'emploi persévérant de l'iodure de potassium, des bains de

---

[1] Travail communiqué à la Société de Médecine, séance du 3 mai 1878.

vapeur et des toniques, que nos collègues MM. Denucé et Lanelongue, ainsi que les médecins qu'elle avait consultés à Paris, lui avaient conseillé.

Ce résultat mérite d'autant plus d'être signalé, que cette affection est assez généralement rebelle à toutes les médications, surtout lorsqu'elle est de date ancienne, et que l'opportunité des applications électriques ne semble pas avoir frappé l'esprit des cliniciens qui l'ont observée jusqu'ici; non seulement, en effet, je n'en ai trouvé l'indication dans aucun des travaux parus sur la sclérodermie, mais encore j'ai pu constater que dans les leçons cliniques pleines d'intérêt que le professeur Hardy a consacrées à cette maladie, à l'hôpital Necker, dans le courant de l'année 1877, il n'est fait aucune mention de ce mode de traitement, et qu'il se borne à préconiser les bains de vapeur et les toniques comme les seuls moyens ayant quelque efficacité (¹).

Hebra, qui consacre un chapitre important à la sclérodermie dans son *Traité des maladies de la peau*, ne fait non plus aucune allusion au traitement par l'électrisation. Comme la sclérodermie est une affection grave, que beaucoup de médecins n'ont pas eu occasion d'en observer, et que d'ailleurs la variété des formes sous lesquelles elle se montre m'oblige à spécifier, pour plus de clarté, à laquelle de ces formes je rattache le cas que je vous présente, je crois utile, avant d'entrer dans l'exposé de l'observation, de vous rappeler, en quelques mots, les notions nouvellement acquises sur cette maladie encore si peu connue, et dont plusieurs points sont encore assez obscurs.

(¹) *Gazette des Hôpitaux*, 1877, nᵒˢ 28 et 31

Quelques mots seulement d'historique. Le premier fait se rattachant incontestablement à ce que nous appelons aujourd'hui *sclérodermie*, a été publié par Curzio, médecin des incurables de Naples, en 1752, dans une lettre adressée à l'abbé Nollet, sous ce titre : *Dissertation anatomique et pratique sur une maladie de la peau, d'une espèce fort rare et fort singulière.*

C'est en 1837 que fut publié le second cas, par Fontenetti (de Pavie); mais on peut dire que c'est seulement depuis 1845, époque de la publication du Mémoire de Thirial [1], que cette maladie a réellement été étudiée. L'attention une fois attirée sur cette affection, plusieurs médecins publièrent des observations analogues, et Grisolle, Forget [2], Élie Gintrac [3], Putégnat [4], Gillette [5], Follin [6], Horteloup [7], Ball [8], Dufour [9], Liouville [10], Hallopeau [11], Coliez [12], Vulpian [13], A. Viaud [14],

[1] Thirial. *Du sclérème chez les adultes comparé au sclérème chez les nouveaux-nés.* (*Journal de Médecine,* mai et juin 1845, volume III, p. 137.)

[2] Forget (de Strasbourg). *Mémoire sur le chorionitis du sclérosténose cutané.* (*Revue Médico-Chirurgicale,* 1847, t. II, p. 16.)

[3] Gintrac. *Note sur la sclérodermie.* (*Revue Médico-Chirurgicale,* 1847, t. II, p. 263.)

[4] Putégnat (de Lunéville). *Sur le chorionitis ou sclérosténose de la peau.* (*Revue Médico-Chirurgicale,* 1847, t. II, p. 267.)

[5] Gillette. *Du sclérème simple.* (*Archives de Médecine,* juillet 1854.)

[6] Follin. *Pathologie externe,* t. II, p. 63-67.)

[7] Horteloup. Thèse inaugurale. 1865, Paris.

[8] Ball. *Comptes-rendus de la Société de biologie,* 10 juin 1871.

[9] Dufour. *Mémoires de la Société de biologie,* 1871, p. 179.

[10] Liouville. *Mémoires de la Société de biologie,* 1873, p. 367.

[11] Hallopeau. *Mémoires de la Société de biologie,* 1872, p. 85.

[12] Coliez. Thèse de Paris, 1873.

[13] Vulpian. *Observation citée par Hallopeau et A. Viaud.* (Thèse inaugurale. Paris, 1876.)

[14] A. Viaud. *Du sclérème des adultes.* (Thèse de Paris, 1876.)

Hebra ([1]), Hardy ([2]), Grasset ([3]), sont les principaux auteurs qui s'en sont occupés.

Il faut remarquer, toutefois, que les observations publiées par ces différents auteurs sont loin d'être absolument semblables, et, en les lisant, on serait d'abord tenté de les rattacher à des affections distinctes, tandis qu'en réalité, un examen attentif de ces diverses observations montre bien qu'il s'agit là d'un même état morbide se présentant sous diverses formes, avec des types différents. C'est parce que cette distinction des différents types de la maladie n'avait pas été suffisamment établie jusqu'à présent, que plusieurs de mes confrères auxquels j'avais parlé de la présente observation, se refusaient tout d'abord à y voir un cas de sclérodermie, à cause de l'absence des plaques d'induration parcheminée décrites par plusieurs des médecins qui ont publié des cas de cette affection, et qui, pour eux, caractérisaient la maladie.

Or, en réalité, comme l'a établi le professeur Hardy dans les leçons cliniques dont je parlais tout à l'heure, il existe *au moins* trois types différents de sclérodermie : le premier caractérisé surtout par le gonflement et l'induration de la peau et du tissu cellullaire sous-cutané, et qu'il nomme *sclérodermie œdémateuse;* le second ayant pour caractère spécial des plaques dures, semblables à des cicatrices : c'est la *sclérodermie en plaques;* le troisième type, la *sclérodermie des extrémités,* que l'on observe surtout aux mains, rare-

---

([1]) Hebra. *Traité des maladies de la peau,* t. II, p. 100-121.
([2]) Hardy. *Gazette des Hôpitaux,* 1877. Clinique de l'hôpital Necker.
([3]) Grasset. *Montpellier Médical,* janvier 1878 : *Contribution à l'étude de la sclérodermie.*

ment aux membres inférieurs, est caractérisé par l'effilement des doigts, l'adhérence apparente de la peau aux os, l'atrophie progressive des troisièmes phalanges, et souvent par un travail phlegmasique donnant lieu à la perte de l'ongle, à des tournioles et à l'ulcération superficielle de la peau.

La maladie qui fait l'objet de la présente observation se rattache au premier type; mais je dois pourtant constater qu'il n'y a chez cette malade, du moins dans la phase de son affection à laquelle elle était parvenue au moment de mon intervention, que de l'induration avec épaississement de la peau, et qu'il n'y a pas de gonflement œdémateux, ce qui ne permet pas de la désigner sous le nom de *forme œdémateuse;* c'est pourquoi je disais plus haut qu'il y avait *au moins* trois types de cette affection, et il est évident, en effet, qu'il y a bien des variétés qui ne rentrent pas absolument dans le cadre tracé par M. Hardy.

D'après MM. Dumontpallier et Grasset ([1]), il faudrait même l'élargir assez pour y faire entrer, comme constituant une variété ou un degré de la même maladie, *l'asphyxie locale des extrémités,* dont le dernier degré est la gangrène symétrique des extrémités, décrite par M. Maurice Raynaud, et qui présente les plus étroites analogies avec la troisième forme de sclérodermie admise par M. Hardy (sclérodermie des extrémités). On a également rapproché la sclérodermie de la tropho-névrose unilatérale de la face; mais les considérations que me suggère cette assimilation, qui me paraît, du reste, justifiée, seront mieux placées après le paragraphe suivant, relatif à la nature de la sclérodermie.

([1]) *Montp. Méd.,* janv. 1878 : *Contribution à l'étude de la sclérodermie.*

Au point de vue anatomo-pathologique, la sclérodermie, dans sa phase primordiale, serait caractérisée, d'après les examens nécroscopiques qui ont été faits jusqu'ici, par un travail irritatif dont la peau serait le siége, lequel amènerait la prolifération du tissu lamineux et du tissu élastique.

Quant aux lésions correspondant aux phases plus avancées de la maladie, et qui amènent l'atrophie et même l'ulcération des parties atteintes, elles n'ont pas été, jusqu'à ce jour, suffisamment étudiées pour qu'on puisse dire, à leur sujet, quelque chose de général.

Il reste d'ailleurs à savoir pourquoi et comment se produit cette prolifération du tissu lamineux. C'est la question de la pathogénie et de la nature de la maladie.

Il est vraisemblable, toutefois, comme on en a déjà émis l'idée, qu'il s'agit là d'un trouble de la nutrition intime des tissus, dont la généralisation et les manifestations souvent symétriques s'expliquent beaucoup plus facilement par une altération du système nerveux déterminant une modification dans l'action trophique des nerfs, que par toute autre hypothèse.

Peu importe, du reste, pour la légitimité de cette hypothèse, qu'il y ait ou non des nerfs trophiques spéciaux, distincts des nerfs sensitifs, moteurs et voso-moteurs; ce qui est bien démontré, c'est que les altérations du système nerveux ont une influence très marquée sur la nutrition des tissus, et que des lésions très diverses peuvent en être la conséquence, soit dans la peau, soit dans d'autres tissus; or, c'est cette influence, par quelque mécanisme et par quelque espèce de nerfs qu'elle s'opère, qui est modifiée dans ce qu'on nomme des *névroses trophiques*.

L'action très favorable exercée, dans le cas de ma malade, par les courants continus appliqués sur la moelle, est un appui nouveau apporté à cette interprétation.

Pour compléter ce que je disais plus haut sur l'identité de nature que plusieurs médecins ont cherché à établir entre la sclérodermie et d'autres affections considérées jusqu'ici comme tout à fait distinctes, je noterai que M. Hallopeau [1] considère comme n'étant qu'une variété de sclérodermie, la maladie décrite par Romberg, et ensuite par M. Frémy, sous le nom de *trophonévrose unilatérale de la face*, et par nos confrères MM. Bitot et Lande sous le nom *d'aplasie lamineuse progressive*.

Dans les deux cas, en effet, la peau se décolore, se rétracte et prend l'aspect du tissu cicatriciel; les articulations s'altèrent, le tissu cellulaire, les muscles et le squelette s'atrophient; les altérations paraissent identiques dans leur nature, leur localisation seule diffère.

Ainsi, contrairement à l'opinion soutenue dans sa thèse par M. Lande, l'aplasie lamineuse ne serait point constituée par une lésion protopathique du tissu lamineux, mais par une altération des centres nerveux donnant lieu à des troubles trophiques; si ces troubles trophiques se manifestent en plusieurs points, c'est une sclérodermie disséminée, ou encore une trophonévrose disséminée; si elle est limitée à la face, c'est une *sclérodermie localisée*, qui, lorsqu'elle est parvenue à la phase d'atrophie, n'est autre chose que ce que MM. Bitot et Lande ont appelé *l'aplasie lamineuse progressive*.

----

[1] *Mémoires de la Société de biologie*, 1872, p. 85 et suiv.

Je n'ai nullement l'intention de discuter à fond ces idées; mais je dois reconnaître que la théorie qui fait de l'atrophie unilatérale de la face une trophonévrose, paraît beaucoup mieux justifiée que celle de MM. Lande et Bitot, laquelle, du reste, bien qu'elle ait été habilement soutenue par M. Lande, n'a été admise, à ma connaissance, par aucun médecin. M. le professeur Vulpian ([1]), tout en reconnaissant les difficultés que l'on éprouve à déterminer le siége précis de la lésion ou des lésions nerveuses tenant sous leur dépendance toutes les altérations constatées dans cette maladie, s'arrête à l'idée d'une lésion du système nerveux central.

D'ailleurs, indépendamment de toute hypothèse, ce qui milite le plus en faveur de cette explication, c'est l'étiologie de la maladie. Dans un certain nombre de cas, en effet, la trophonévrose de la face s'est produite à la suite d'une violence extérieure portant sur la face ou sur la tête; on trouve plusieurs de ces faits relatés dans la thèse de M. Frémy sur la trophonévrose, et il faut y ajouter ceux qui ont été publiés depuis par MM. Panas et Emminghaus.

Dans le fait de M. Panas, il s'agit d'une atrophie unilatérale de la face survenue à la suite d'une fracture du maxillaire inférieur. Dans l'observation d'Emminghaus, il s'agit d'un jeune homme de dix-huit ans qui était tombé à l'âge de quatorze ans, la tête sur le sol, et chez lequel survint, six mois après la chute, une atrophie non seulement d'une des moitiés de la face, mais encore du membre inférieur du même côté. Deux plaques blanches se montrè-

---

([1]) *Leçons sur l'appareil vaso-moteur*, t. II, p. 427 et suiv.

rent sur la peau de la face du côté affecté, au niveau de la mâchoire inférieure, et des plaques de sclérodermie se formèrent aussi sur la peau de la cuisse et de la jambe du même côté (¹).

Cette dernière observation paraît probante, non-seulement au point de vue de l'origine nerveuse de la maladie, mais encore au point de vue de l'analogie, sinon de l'identité de nature, entre la sclérodermie et l'atrophie unilatérale de la face.

(¹) Emminghaus. *Deusch Archiv fur Klinische medicine,* 1872.

OBSERVATION

—

Mme X..., âgée de quarante-un an, d'un tempérament très lympathique, n'a jamais été sérieusement malade jusqu'au jour où se développa l'affection cutanée dont elle est atteinte aujourd'hui. Mais Mme X..., mariée depuis vingt ans, *n'a jamais été réglée*, et il en est de même de sa sœur, également mariée et sans enfants, et de l'une de ses tantes. Cette circonstance, à laquelle, du reste, je n'attache aucune signification précise, mérite cependant d'être notée, car, d'une part, la sclérodermie est beaucoup plus fréquente chez la femme que chez l'homme, et, d'autre part, plusieurs auteurs ont noté, parmi les causes *prédisposantes* de cette maladie, l'état incomplet, difficile, de la menstruation, et même l'aménorrhée, et, parmi les causes *occasionnelles*, des troubles divers de la menstruation, et surtout la suppression brusque des règles.

Il est donc vraisemblable que, sans avoir eu une influence directe sur la production de la maladie, l'absence de menstruation chez Mme X... a dû constituer une condition favorable au développement de la maladie.

Quand Mme X... se présenta devant nous, le 20 décembre 1877, ce qui nous frappa tout d'abord, à mon confrère le

Dr Vénot et à moi, c'est l'absence complète d'expression dans la physionomie, résultant du défaut de contraction volontaire des muscles de la face. Les masséters seuls se contractent, et très incomplètement, ce qui ne permet qu'un écartement insuffisant des mâchoires, d'un centimètre environ. Les paupières sont à moitié fermées, la peau des joues, des lèvres, du nez, des paupières, est notablement épaissie et très dure, faisant éprouver, au toucher, la sensation qui résulterait du contact d'un morceau de bois. La langue est également épaissie, très dure, et tellement rigide, qu'il est presque impossible à la malade de lui faire subir les mouvements qui déterminent ses différentes courbures, et les mouvements de latéralité sont eux-mêmes très incomplets.

Il lui est très difficile de la tirer hors de la bouche, dont elle ne peut dépasser l'ouverture que d'un centimètre environ. Sa forme, qui est celle d'une pointe d'épée, se modifie très peu sous l'influence des mouvements que la malade lui imprime.

La tension, la rigidité, l'épaississement et l'induration de la peau du cou, tant en avant qu'en arrière, rendent difficiles et très incomplets les mouvements de flexion et d'extension de la tête, et il est absolument impossible à la malade de dépasser, dans le mouvement de flexion, la moitié de l'arc de cercle qui sépare l'extrémité du menton de la partie supérieure du sternum.

La peau des deux bras et des avant-bras est également indurée et épaissie, et ne présente aucun pli; c'est surtout au membre supérieur droit que la lésion est prononcée; à ce membre, placé dans la demi-flexion de l'avant-bras sur le bras, il est impossible de transformer cette demi-flexion en flexion complète, et la peau est tellement tendue, tellement adhérente, qu'il y a impossibilité absolue de faire le moindre pli, de produire la plus petite plicature, ni la moindre dépression; il y a là une rigidité égale à la rigidité cadavérique. Le poignet est plus flexible, ainsi que l'articulation des doigts, qui présentent néanmoins un degré notable de rigidité, surtout en ce qui concerne l'annulaire gauche.

La peau du bras n'est pas seulement indurée; elle est, de plus, très sèche et comme parcheminée, mais d'une manière absolument uniforme, et ne présente aucune de ces plaques d'apparence cicatricielle qui ont été observées dans un certain nombre de cas, et qu'on a longtemps considérées comme une manifestation *inévitable et caractéristique de la maladie*. Si l'on trace avec l'ongle une raie sur l'épiderme, elle ne rougit pas, mais elle forme une traînée blanche, filiforme, à bords pulvérulents, comme celle que l'on produirait par un coup d'ongle sur de la glace ou sur de l'albâtre. Le lendemain, seulement, les raies sont devenues rouges par afflux sanguin tardif.

Les deux seins présentent la fermeté du marbre ou du carton-pierre; la peau de la poitrine, de la région épigastrique et de la zone abdominale supérieure, est tendue, presque aussi dure que celle des parties ci-dessus désignées. Les membres inférieurs sont intacts; la peau n'y présente pas d'induration, et les fonctions de locomotion s'opèrent facilement, car la malade peut marcher plusieurs heures consécutivement, sans gêne et sans fatigue.

En somme, l'aspect extérieur de cette malade ressemble

beaucoup à celui d'une statue en bois peint, à cause de l'absence d'expression dans la physionomie, et une personne qui, les yeux fermés, exercerait une palpation successive sur chacune des parties de son buste, et parcourrait successivement la face, les épaules, les bras, les seins, la poitrine et l'abdomen, croirait certainement toucher une statue.

Il y a, du reste, un épaississement réel de la peau, et non pas seulement une induration. Non-seulement il n'y a aucun signe d'atrophie antérieure, mais encore les formes sont arrondies, et la malade a toujours vu augmenter le volume de ses membres et des autres parties atteintes, à mesure que la tension, l'induration et la gêne des mouvements augmentaient. Mais il n'y a, je le répète, rien qui ressemble à de l'œdème.

Quant à la couleur de la peau, elle n'est ni blanche, ni d'un jaune cireux, ni brune, comme cela avait lieu dans un grand nombre des cas publiés jusqu'ici, mais elle est *un peu cyanosée*, surtout à la face, ce qui peut être attribué soit à la gêne de la respiration provenant de la rigidité du thorax, soit à une dilatation des petits vaisseaux, dont les nerfs moteurs seraient légèrement paralysés; ce serait alors une sorte de période prolongée de réaction, consécutive à une contraction antérieure des mêmes vaisseaux qui semble avoir eu lieu pendant longtemps, car la malade affirme que sa face était pâle pendant les premières années de la maladie. C'est une nouvelle analogie à noter avec l'asphyxie locale dont je parlais plus haut.

L'examen extérieur et l'exploration ophthalmoscopique de l'œil, que j'ai pratiqués plusieurs fois moi-même, et qui ont été également pratiqués par mon confrère le Dr Sous, nous ont donné les résultats suivants, qui méritent d'être notés. Le refoulement du globe de l'œil en arrière est impossible; il y a une résistance très prononcée qui tient évidemment à une induration du tissu cellulaire de la cavité orbitaire.

Les papilles des nerfs optiques des deux côtés sont rouges, hyperémiées, les vaisseaux veineux de la rétine sont tuméfiés, ce qui semble annoncer une certaine gêne dans la circulation en retour, conséquence probable de l'induration du tissu cellulaire de l'orbite dont je viens de parler. L'acuité de la vision est d'ailleurs normale; la réfraction est emmétrope, car les verres convexes et concaves n'améliorent pas la vision. L'accommodation est conservée.

Voici maintenant ce qui concerne les troubles fonctionnels. Il y a anesthésie incomplète dans toutes les parties de la peau qui sont atteintes par l'induration, mais surtout dans l'avant-bras et le bras droits. *Mais il y a surtout un retard très marqué dans la transmission des sensations.* Ainsi, de nombreuses piqûres, même profondes, faites avec des aiguilles tout le long du bras, ne sont pas senties au moment où elles sont faites; mais, un quart d'heure après que la malade est sortie de mon cabinet, la douleur se fait sentir dans les parties piquées, mais avec beaucoup moins d'intensité, toutefois, que dans l'état normal.

Le retard apporté dans le changement de couleur de la peau, à la suite des rayures et des piqûres faites à sa surface, dont je parlais plus haut, prouve qu'il y a également un retard dans la production des actions réflexes vaso-motrices. Il faut noter aussi que le bras et l'avant-bras droits, qui sont les plus atteints par l'induration, sont également beaucoup plus sensibles au froid que le membre correspondant du côté gauche, et que la nuit elle éprouve une sensation de froid très marquée, si elle ne prend la précaution de les envelopper de laine.

J'ai voulu rechercher s'il y avait une différence réelle de température entre le bras le plus atteint et le bras le moins induré, et j'ai, en effet, constaté une différence de plus d'un degré centigrade, au détriment du bras le plus atteint.

Un thermomètre, appliqué sous chacune des deux aisselles pendant une demi-heure, m'a, en effet, fourni les résultats suivants :

	Aisselle droite	Aisselle gauche
19 janvier....................	36°,4	37o,5
21 janvier..................	36o,3	37o,4
22 janvier...................	36°,3	37°,4

Marche de la maladie. — En ce qui concerne la marche de la maladie, voici, d'après le récit de la malade, l'ordre d'apparition des points d'induration dans les régions successivement atteintes :

Il y a sept ans qu'elle s'est aperçue, pour la première fois, de la rigidité du cou et de la gêne croissante des mouvements de flexion, d'extension et de latéralité qui ont d'abord attiré son attention. Puis, quelque temps après, elle s'est aperçue que les mouvements des mâchoires, pendant la mastication, devenaient de plus en plus difficiles; peu à peu l'induration de la peau de la face est devenue très apparente, en même temps que sa coloration, autrefois rouge franc, devenait de plus en plus pâle; quelques mois après, les paupières commençaient à s'ouvrir difficilement; il y avait une tension toute particulière dans cette région, et il lui semblait que le globe de l'œil subissait une pression d'avant en arrière, qui tendait à produire son enfoncement dans la cavité orbitaire. L'expression de la physionomie devenait de jour en jour moins prononcée, par suite de l'absence de rides et de plis, et il arriva un moment où elle sentait que l'action de rire, de tousser ou d'éternuer, déterminaient une tension pénible de toute la face. L'épaule, le bras et l'avant-bras droits furent envahis à leur tour, puis le membre supérieur gauche, mais à un moindre degré, et enfin la poitrine et l'abdomen, dont la peau devenait de plus en plus rigide, au point de rendre pénibles les mouvements respiratoires et l'expansion de la cavité abdominale après les repas.

Il est à noter qu'à aucune période de la maladie, Mme X... n'a éprouvé de douleurs névralgiques dans les parties envahies par l'induration, comme cela a eu lieu dans un grand nombre des cas de sclérodermie publiés jusqu'ici, et qu'elle n'a jamais présenté, comme dans plusieurs cas cités, une grande sensibilité au froid, avant l'invasion de la maladie.

Mais, pendant les premiers mois de la maladie, les parties de la peau qui allaient être atteintes étaient le siége de démangeaisons, d'un prurit presque constant, surtout la nuit, et des plus incommodes.

C'est pendant la première période de la maladie, alors que le cou, la face et le bras gauche étaient seuls envahis et que la peau du thorax et de l'abdomen n'était pas encore atteinte, que Mme X... fut consulter M. Denucé, qui lui conseilla l'emploi de l'iodure de potassium et des bains de vapeur.

Après plusieurs mois, la maladie faisant des progrès,

Mme X... consulta M. Lanelongue, qui lui prescrivit le même traitement. Enfin, quelques mois après, elle se rendit à Paris, où plusieurs médecins lui conseillèrent le massage, qu'elle ne fit pas, et la continuation de la médication iodurée. Mais la maladie continuait à s'aggraver ; la rigidité des membres supérieurs et l'oppression provenant de la rigidité de la peau du thorax s'accroissaient chaque jour, et c'est dans cet état que, le 20 décembre dernier, mon collègue M. le Dr Vénot et moi avons eu l'occasion de voir cette malade.

D'un commun accord, comme je l'ai dit, nous lui conseillâmes l'application des courants électriques continus, et, la malade s'y étant décidée, je commençai moi-même cette application le 12 janvier dernier, avec l'appareil d'Onimus, dont je plaçai le pôle positif sur la colonne vertébrale et le négatif sur la région la plus atteinte, c'est-à-dire sur le bras et l'avant-bras droits.

Je continuai chaque jour cette application, avec 12, puis 15, 18, 21, 24 et 27 éléments, pendant 15 minutes.

Dans les premiers jours, les effets du traitement furent si rapides, que mon confrère Vénot, qui vint la voir avec moi le 28 janvier, après quinze jours d'électrisation, fut étonné de l'amélioration très sensible qu'il constata : le bras et l'avant-bras droits, ainsi que les seins, sont très sensiblement moins indurés et moins rigides, les mouvements de flexion commencent à devenir moins incomplets, et les traits ont déjà perdu une partie de cette rigidité de carton-pierre qu'ils avaient auparavant.

Aujourd'hui 3 mai, après trois mois et demi d'électrisation sans aucune interruption, l'amélioration est considérable et la malade a complètement changé d'aspect.

Le bras droit qui, comme je l'ai déjà dit, ne pouvait se fléchir que d'une manière très incomplète, se fléchit aujourd'hui complètement; l'induration du bras et la rigidité de l'articulation de l'épaule droite, qui étaient telles que la malade, avant le traitement, pouvait à peine porter sa main jusqu'au menton, ont aujourd'hui presque entièrement disparu, au point que la malade peut porter son bras droit autour du cou et aller toucher avec la main droite, et par derrière, l'angle de la mâchoire du côté opposé. En un mot, le membre le plus gravement atteint a repris presque complètement ses mouvements normaux.

Mais le point sur lequel j'appelle votre attention spéciale, c'est que le ramollissement de la peau ne s'est pas borné aux points sur lesquels l'un des pôles de la pile a été appliqué, mais qu'il s'est, au contraire, généralisé et s'est manifesté dans les points où l'électrisation n'a pas encore été appliquée. C'est sur le bras et l'avant-bras droits que le pôle négatif a été appliqué exclusivement pendant les deux premiers mois, le pôle positif restant appliqué sur le rachis. Eh bien! à mesure que l'induration diminuait dans le membre électrisé, on voyait parallèlement et progressivement diminuer aussi l'induration du membre opposé, et surtout celle des seins, de la poitrine et du ventre, en sorte qu'aujourd'hui les mouvements respiratoires ne sont plus gênés; de même que l'élasticité de la peau de la région épigastrique et abdominale est suffisamment revenue pour que la digestion ne soit plus entravée.

CONCLUSIONS

En résumé, je crois pouvoir conclure des faits exposés dans cette observation et des considérations qui la précèdent:

1º Que l'électrisation par les courants continus est indiquée dans le traitement de la sclérodermie, et qu'on peut obtenir par leur emploi des résultats favorables, sinon dans toutes les formes et à tous les degrés de cette maladie, au moins dans la forme caractérisée par l'induration et l'épaississement de la peau, sans plaques cicatricielles et sans ulcérations;

2º Que l'électrisation agit dans la sclérodermie non-seulement sur les points de la peau où l'un des pôles est appliqué, mais qu'elle agit encore, par l'intermédiaire de la moelle épinière, sur les parties non électrisées;

3º Que cette action favorable de l'électrisation par les courants continus, et surtout la généralisation de ses effets par l'intermédiaire de la moelle, est un nouvel appui pour la théorie qui fait de la sclérodermie une trophonévrose, c'est-à-dire un trouble trophique dépendant d'une altération des centres nerveux.

Bordeaux. — Imp. G. Gounouilhou, rue Guiraude, 11.

DU MÊME AUTEUR

De la rumination humaine, suivi d'expérience sur la digestion des éléments féculents. — Paris, 1867.

Hygiène du soldat en campagne. — Bordeaux, 1872.

Pneumonies et fièvres intermittentes pneumoniques, avec tracés thermographiques. — A. Delahaye. Paris, 1872.

De nos institutions d'hygiène publique et de la nécessité de les réformer. — A. Delahaye. Paris, 1873.

Du point apophysaire dans les névralgies et de l'irritation spinale. — A. Delahaye. Paris, 1872. — Mémoire récompensé par l'Institut (Académie des Sciences, 1878).

Fièvre pernicieuse hépatique, suivie d'un abcès soudain du foie. — *Union Médicale de la Gironde,* 1870.

Le mercure engraisse-t-il ? — *Bordeaux Médical,* 1874.

Amaigrissement et anémie par ingestion quotidienne de vinaigre. — **Observations.** — **Digestion incomplète des aliments féculents·** — **Mode d'action du vinaigre dans l'amaigrissement.** — **Expériences sur la digestion des aliments féculents.** — *Bordeaux Médical,* 1875.

La ville de Bordeaux est-elle menacée d'une invasion de la fièvre jaune ? — Rapport à la Société de Médecine et de Chirurgie de Bordeaux, juin 1875.

Sur une névrose vaso-motrice se rattachant à l'état hystérique. — A. Delahaye. Paris, 1876. — Mémoire récompensé par l'Institut (Académie des Sciences, 1878).

De l'angine de poitrine comme cause de la mort subite des nouvelles accouchées. — A. Delahaye. Paris, 1877.

Sur une corrélation pathogénique entre les maladies du cœur (insuffisance et rétrécissement aortiques) et l'hystérie chez l'homme. — A. Delahaye. Paris, 1878.

Bordeaux. — Imp. G. GOUNOUILHOU, rue Guiraude, 11.

www.ingramcontent.com/pod-product-compliance
Ingram Content Group UK Ltd.
Pitfield, Milton Keynes, MK11 3LW, UK
UKHW021042120726
13693UKWH00005B/2382